# BEI GRIN MACHT SICH IHR WISSEN BEZAHLT

- Wir veröffentlichen Ihre Hausarbeit, Bachelor- und Masterarbeit

- Ihr eigenes eBook und Buch - weltweit in allen wichtigen Shops

- Verdienen Sie an jedem Verkauf

Jetzt bei www.GRIN.com hochladen und kostenlos publizieren

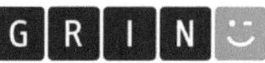

**Frank Seider**

# Versorgungsunterschiede in Deutschland

## Dargestellt am Beispiel der Region Stuttgart

GRIN Verlag

**Bibliografische Information der Deutschen Nationalbibliothek:**

Die Deutsche Bibliothek verzeichnet diese Publikation in der Deutschen National-bibliografie; detaillierte bibliografische Daten sind im Internet über http://dnb.d-nb.de/ abrufbar.

Dieses Werk sowie alle darin enthaltenen einzelnen Beiträge und Abbildungen sind urheberrechtlich geschützt. Jede Verwertung, die nicht ausdrücklich vom Urheberrechtsschutz zugelassen ist, bedarf der vorherigen Zustimmung des Verla-ges. Das gilt insbesondere für Vervielfältigungen, Bearbeitungen, Übersetzungen, Mikroverfilmungen, Auswertungen durch Datenbanken und für die Einspeicherung und Verarbeitung in elektronische Systeme. Alle Rechte, auch die des auszugsweisen Nachdrucks, der fotomechanischen Wiedergabe (einschließlich Mikrokopie) sowie der Auswertung durch Datenbanken oder ähnliche Einrichtungen, vorbehalten.

**Impressum:**

Copyright © 2013 GRIN Verlag GmbH
Druck und Bindung: Books on Demand GmbH, Norderstedt Germany
ISBN: 978-3-656-67410-8

**Dieses Buch bei GRIN:**

http://www.grin.com/de/e-book/274393/versorgungsunterschiede-in-deutschland

**GRIN - Your knowledge has value**

Der GRIN Verlag publiziert seit 1998 wissenschaftliche Arbeiten von Studenten, Hochschullehrern und anderen Akademikern als eBook und gedrucktes Buch. Die Verlagswebsite www.grin.com ist die ideale Plattform zur Veröffentlichung von Hausarbeiten, Abschlussarbeiten, wissenschaftlichen Aufsätzen, Dissertationen und Fachbüchern.

**Besuchen Sie uns im Internet:**

http://www.grin.com/

http://www.facebook.com/grincom

http://www.twitter.com/grin_com

# Hausarbeit

**Versorgungsunterschiede in Deutschland – dargestellt am Beispiel der Region Stuttgart**

abgegeben am 11.01.2014 – Poststelle Magstadt - Einschreiben

Modul:      Angebotsstrukturen im Gesundheitssektor
Studiengang:Gesundheitsmanagement

von
Frank Seider

## Inhaltsverzeichnis

Tabellenverzeichnis ................................................................................. 3
Abbildungsverzeichnis ............................................................................ 4
Abkürzungsverzeichnis ........................................................................... 5
1. **Einleitung** ...................................................................................... 6
   1.1       Problemstellung ................................................................... 6
   1.2       Zielsetzung und methodisches Vorgehen ........................... 6
   1.3       Aufbau der Arbeit ................................................................ 7
2. **Theoretische Grundlagen** .......................................................... 7
   2.1       Bedarfsgerechte Versorgung .............................................. 7
   2.2       Definition Unterversorgung ................................................. 8
   2.3       Definition Überversorgung .................................................. 8
   2.4       Definition Bedarfsplanung .................................................. 8
3. **Die Gesundheitsversorgung in Baden-Württemberg** ............. 9
   3.1       Bevölkerungsstruktur .......................................................... 9
   3.2       Aktuelle Versorgung ......................................................... 11
   3.3       Regionale Versorgung im Raum Stuttgart ....................... 11
   3.3.1     Stationäre Versorgung ...................................................... 12
   3.3.2     Ambulante Versorgung ..................................................... 13
   3.4       Ursachen für Versorgungsunterschiede .......................... 14
4. **Ansätze zur Reduzierung der Versorgungsunterschiede** ... 14
4.1       Das GKV-Versorgungsstrukturgesetz von 2012 ........................ 14
4.2       Anreize für die Niederlassung von Ärzten ................................. 15
4.3       Abbau der Überversorgung ........................................................ 15
4.4       Weiterentwicklung der Bedarfsplanung ..................................... 16
5. **Kritische Diskussion der Ergebnisse** ................................... 17
6. **Fazit und Ausblick** .................................................................. 17
7. **Literatur- und Quellenverzeichnis** ........................................ 19

Tabellenverzeichnis

Tabelle 1:     Entwicklung der ärztlichen Versorgung in der Region Stuttgart

Tabelle 2:     Einflussfaktoren auf regionale Unterschiede – eigene Darstellung

Abbildungsverzeichnis

Abbildung 1:   Einwohner in den Stadt- und Landkreisen Baden Württembergs am 31.12.2012

Abbildung 2:   Bevölkerungsstruktur der Landeshauptstadt Stuttgart

Abbildung 3:   Krankenhausträgerstruktur in Baden-Württemberg von 2011

Abbildung 4:   Zugelassene Vertragsärzte – untergliedert in Haus- und Fachärzte

Abkürzungsverzeichnis

G-BA         Gemeinsamer Bundesausschuss

GKV-VStG     Gesetz zur Verbesserung der Versorgungsstrukturen in der gesetzlichen Krankenversicherung

SGB          Sozialgesetzbuch

# 1. Einleitung

Das Thema Gesundheit spielt nach wie vor eine wichtige Rolle, sowohl in der Politik und bei uns selbst. Die Gesundheitsversorgung in Deutschland wird besonders im hohen Alter und bei Krankheit ein wichtigeres Thema. Jedoch existiert in manchen Regionen in Deutschland ein Mangel an ärztlicher Versorgung. Diese Arbeit klärt im theoretischen Teil den Begriff der Bedarfsplanung sowie der Über- und. Unterversorgung und betrachtet die Versorgungsstruktur in Baden- Württemberg, speziell in der Region Stuttgart inklusive der Bevölkerungsstruktur.

Dies geschieht am Beispiel der ambulanten und stationären Versorgung. Des Weiteren nennt sie die Ursachen für diverse Versorgungsunterschiede und greift die aktuellen Lösungswege in der Versorgung der Patienten auf.

## 1.1 Problemstellung

Wird es in Zukunft genügend Ärzte in Deutschland geben, um die Versorgung in allen Regionen aufrecht zu erhalten? Die Bundesregierung erwartet allgemeine Versorgungsengpässe schon in naher Zukunft, die Krankenkassen fordern hingegen eine differenziertere Analyse - sie sehen ein Verteilungs- und kein grundsätzliches Versorgungsproblem. Darum teilen sie die Sorge eines akuten Ärztemangels nur in Hinblick auf einzelne, vor allem ländliche Regionen.[1]

## 1.2 Zielsetzung und methodisches Vorgehen

Die Arbeit greift auf aktuelle Daten von Internetseiten von Institutionen des Gesundheitswesens und auf diverse Gesetzestexte zurück. Beispiele sind das statistische Landesamt, die Kassenärztliche Vereinigung von Krankenkassen und der Sachverständigenrat sowie das Ministerium für Gesundheit. Ein exakter Vergleich der Versorgungssituation ist nicht möglich, da nicht alle Daten aktuell zum heutigen

---

[1] vgl http://www.aok-bv.de/gesundheit/versorgungsbereiche/index_08331.html (29.12.2013)

Tag vorhanden und erschienen sind. Der Fokus liegt auf der Versorgungssituation in Stuttgart und die Lösungsansätze der Politik für den Bund.

## 1.3 Aufbau der Arbeit

Zuerst wird der Aufbau der Arbeit dargelegt. Des Weiteren werden wichtigen Definitionen der Versorgung thematisiert. Das 3. Kapitel befasst sich mit der Versorgungssituation in Baden-Württemberg, hierfür greift es die Bevölkerungsstruktur des Bundeslandes auf und zeigt die Versorgungssituation in der Region Stuttgart an hand der stationären und ambulanten Versorgung inklusive der Versorgungsunterschiede. Darauf folgen die Lösungsansätze der Politik sowie eine kritische Betrachtung der Ergebnisse und ein Ausblick.

## 2. Theoretische Grundlagen

### 2.1 Bedarfsgerechte Versorgung

Die Kassenärztlichen Vereinigungen stellen im Einvernehmen mit den Landesverbänden der Krankenkassen und den Ersatzkassen Bedarfspläne auf, die den Stand und den Bedarf an ärztlicher Versorgung darstellen sollen.
Der Bedarfsplan umfasst Grundsätze zur regionalen Versorgung, systematische Abweichungen von der Bundesrichtlinie sowie die Berichterstattung über die fachgruppenspezifischen Versorgungsgrade je Planungsregion.[2]
Als Grundstruktur der Bedarfsplanung werden vier Versorgungsebenen bestimmt, welche für die Zuordnung der Arztgruppen, den Zuschnitt der Planungsbereiche und dementsprechend für die Versorgungsgradfeststellung mittels Verhältniszahlen maßgeblich sind:

- hausärztliche Versorgung
- allgemeine fachärztliche Versorgung

---

[2] vgl. http://www.g-ba.de/downloads/62-492-751/BPL-RL_2013-06-20.pdf (Abruf vom 06.01.2014)

- spezialisierte fachärztliche Versorgung
- gesonderte fachärztliche Versorgung[3]

## 2.2 Definition Unterversorgung

Unter Unterversorgung wird gemäß einer Definition des Sachverständigenrates für die konzentrierte Aktion im Gesundheitswesen „die teilweise oder gänzliche Verweigerung einer Versorgung trotz individuellen, professionell, wissenschaftlich und gesellschaftlich anerkannten Bedarfs, obwohl an sich Leistungen mit hinreichend gesichertem Nettonutzen - bei medizinisch gleichwertigen Leistungsalternativen – in effizienter Form, also i. e. S. wirtschaftlich zur Verfügung stehen", verstanden.[4]

## 2.3 Definition Überversorgung

Als Überversorgung gelten Versorgungsleistungen, die über die individuelle Bedarfsdeckung hinaus und ohne oder ohne hinreichend gesicherten gesundheitlichen (Zusatz-) Nutzen gewährt werden.[5]

## 2.4 Definition Bedarfsplanung

Die Bedarfsplanung ist ein Instrument zur Umsetzung der Sicherstellung/der Sicherstellungsaufträge. Anhand einer vorgegebenen Plangröße (zum Beispiel Einwohner pro Arzt) werden Sollvorgaben ermittelt, die es zur Erfüllung der Sicherstellung einzuhalten gilt. Die Bedarfsplanung wird über die Zulassung von Leistungserbringern umgesetzt. Ihr Instrument ist bis heute die Sperrung überversorgter Planungsbezirke.[6]

---

[3] vgl. http://www.g-ba.de/downloads/62-492-751/BPL-RL_2013-06-20.pdf (Abruf vom 06.01.2014)
[4] vgl. Wittchen H., Hoyer J. 2011 S. 376
[5] vgl. Schrappe M, Lüngen M, Lauterbach K. 2009 S. 275
[6] vgl. http://www.aok-bv.de/imperia/md/aokbv/mediathek/gg/gg_0111_bedarfsplanung.pdf (Abruf vom 28.12.2013)

## 3. Die Gesundheitsversorgung in Baden-Württemberg

### 3.1 Bevölkerungsstruktur

In Baden-Württemberg leben rund 10,6 Millionen Menschen (Stand: Ende 2012). Damit ist die Bevölkerungszahl seit 1952 um knapp 60 Prozent gewachsen.[7] Baden-Württemberg hat mehr Einwohner als viele andere europäischen Länder. So leben etwa in Österreich knapp 8,5 Millionen und in Finnland sogar nur gut 5,4 Millionen Einwohner.[8]

Seit 1970 ist die Zahl der über 65-jährigen im Land stark angestiegen. Seit 1960 hat sich der Anteil dieser Altersgruppe nahezu verdoppelt. Die größte Gruppe waren 2011 die 40 bis 65-jährigen. Ihr Anteil lag bei 37 Prozent. Ein knappes Drittel der Bevölkerung war zwischen 15 und 40 Jahren alt. Unter 15 Jahren waren nur noch 14 Prozent.[9]

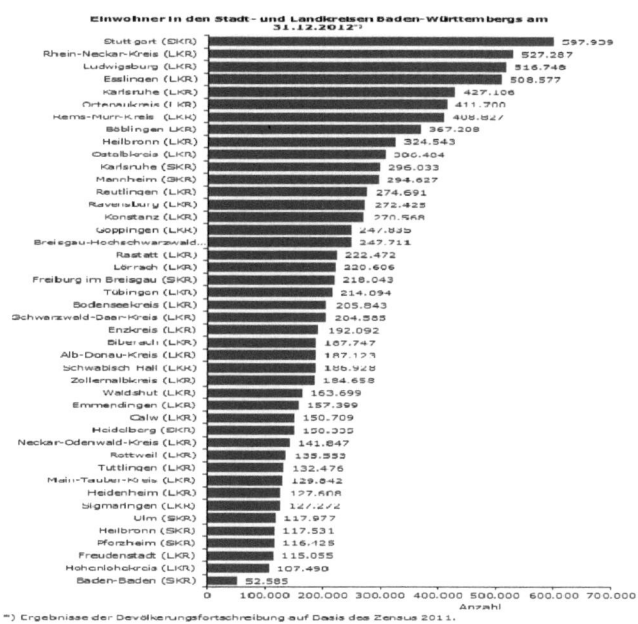

Abbildung 1: Einwohner in den Stadt- und Landkreisen Baden Württembergs

---

[7] vgl. http://www.baden-wuerttemberg.de/de/unser-land/land-und-leute/bevoelkerung/ (10.01.2014)
[8] vgl. http://www.baden-wuerttemberg.de/de/unser-land/land-und-leute/bevoelkerung/ (10.01.2014)
[9] vgl. http://www.baden-wuerttemberg.de/de/unser-land/land-und-leute/bevoelkerung/ (10.01.2014)

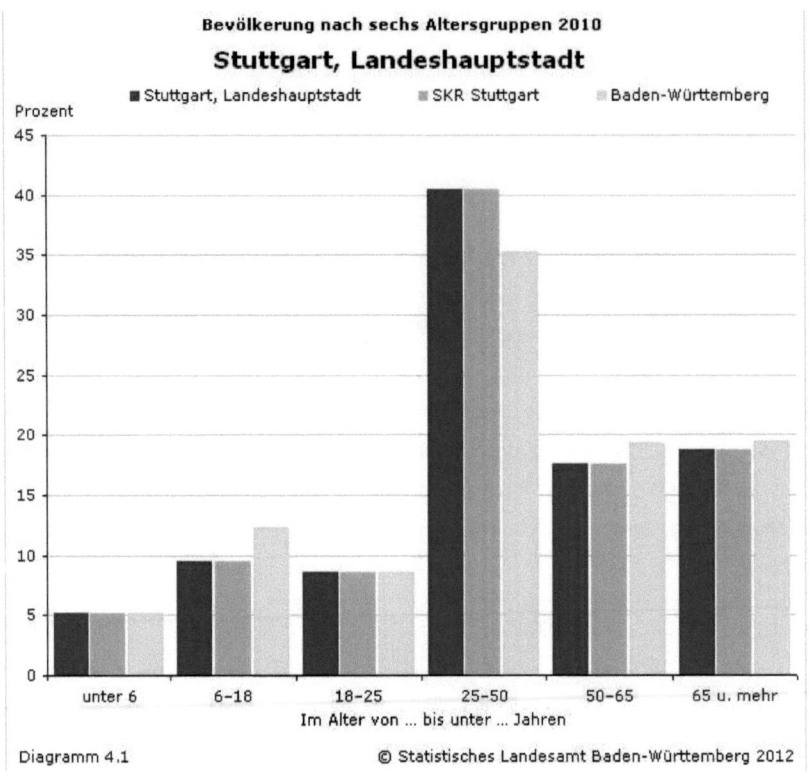

Abbildung 2: Bevölkerungsstruktur Landeshauptstadt Stuttgart

## 3.2 Aktuelle Versorgung

45.448 Ärztinnen und Ärzte übten zum 31. Dezember 2012 landesweit ihren Beruf aus: Wie die Statistik der Bundesärztekammer belegt, waren in der ambulanten Versorgung zum Jahresende 2012 in Baden-Württemberg 18.832 Ärztinnen und Ärzte tätig. Im stationären Bereich arbeiteten 22.512 Ärztinnen und Ärzte.[10]

## 3.3 Regionale Versorgung im Raum Stuttgart

**Ärztliche Versorgung Region Stuttgart**

Ärztliche Versorgung seit 2008

| Merkmal | 2008 | 2009[1)] | 2010[1)] | 2011[1)] | 2012[1)] |
|---|---|---|---|---|---|
| **Berufsausübende Ärzte insgesamt** | 8789 | 8996 | 9323 | 9551 | 9807 |
| darunter in freier Praxis | 3797 | 3759 | 3767 | 3754 | 3709 |
| im Krankenhaus | 3768 | 3960 | 4187 | 4332 | 4503 |
| **Behandelnd tätige Zahnärzte insgesamt** | 1994 | 2028 | 2066 | 2094 | 2144 |
| darunter in freier Praxis | 1645 | 1644 | 1632 | 1620 | 1610 |
| Auf ... Einwohner kamen am Jahresende | | | | | |
| ein Arzt | 304 | 297 | 287 | 275 | 270 |
| ein Arzt in freier Praxis | 704 | 711 | 711 | 700 | 714 |
| ein hauptamtlicher Krankenhausarzt | 710 | 675 | 640 | 606 | 588 |
| ein behandelnd tätiger Zahnarzt | 1341 | 1318 | 1297 | 1254 | 1235 |
| darunter in freier Praxis | 1626 | 1626 | 1641 | 1622 | 1644 |

Tabelle 1 : Entwicklung der ärztlichen Versorgung in der Region Stuttgart

---

[10] vgl. https://www.aerztekammer-bw.de/40presse/05aerztestatistik/ (Abruf vom 08.01.2014)

### 3.3.1 Stationäre Versorgung

Zu den Einrichtungen der stationären Versorgung gehören

- Krankenhäuser und
- Vorsorge- oder Rehabilitationseinrichtungen.[11]

Eine Definition dessen, was Krankenhäuser überhaupt auszeichnet, findet sich unter anderem im Paragraf 107 Absatz I des Fünften Buches Sozialgesetzbuch (SGB V). Dort werden Krankenhäuser definiert als Einrichtungen, die "fachlich-medizinisch unter ständiger ärztlicher Leitung stehen" und dazu dienen, "vorwiegend durch ärztliche und pflegerische Hilfeleistung Krankheiten der Patienten zu erkennen, zu heilen, ihre Verschlimmerung zu verhüten [und] Krankheitsbeschwerden zu lindern".[12]

Krankenhausträgerstruktur allgemeiner Krankenhäuser nach der Anzahl der Häuser

| Jahr (Stichtag 31.12.) | Insgesamt | | Öffentliche | | Freigemeinnützige | | Private | |
|---|---|---|---|---|---|---|---|---|
| | Deutschland | Bad.-Württ. | Deutschland | Bad.-Württ. | Deutschland | Bad.-Württ. | Deutschland | Bad.-Württ. |
| 1997 | 2.020 | 292 | 818 | 148 | 820 | 71 | 382 | 73 |
| 1998 | 2.030 | 291 | 788 | 130 | 823 | 73 | 419 | 88 |
| 1999 | 2.014 | 292 | 753 | 122 | 832 | 80 | 429 | 90 |
| 2000 | 2.003 | 284 | 744 | 123 | 813 | 74 | 446 | 87 |
| 2001 | 1.995 | 284 | 723 | 122 | 804 | 72 | 468 | 90 |
| 2002 | 1.898 | 268 | 712 | 131 | 758 | 62 | 428 | 75 |
| 2003 | 1.868 | 261 | 689 | 129 | 737 | 61 | 442 | 71 |
| 2004 | 1.827 | 254 | 671 | 124 | 712 | 59 | 444 | 71 |
| 2005 | 1.846 | 253 | 647 | 114 | 712 | 63 | 487 | 76 |
| 2006 | 1.817 | 242 | 617 | 109 | 696 | 56 | 504 | 77 |
| 2007 | 1.791 | 242 | 587 | 106 | 678 | 52 | 526 | 84 |
| 2008 | 1.781 | 235 | 571 | 103 | 673 | 53 | 537 | 79 |
| 2009 | 1.780 | 226 | 554 | 96 | 661 | 49 | 565 | 81 |
| 2010 | 1.758 | 225 | 539 | 91 | 644 | 48 | 575 | 86 |
| 2011 | 1.736 | 221 | 529 | 91 | 635 | 50 | 572 | 80 |

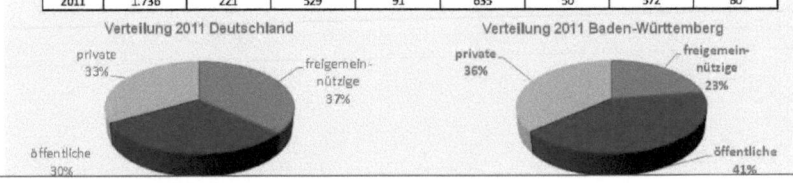

Abbildung 3: Krankenhausträgerstruktur 2011 in Baden-Württemberg

---

[11] vgl. http://www.gbe-bund.de/gbe10/ergebnisse.prc_tab?fid=8148&suchstring=&query_id=&sprache=D&fund_typ=DQM&methode=&vt=&verwandte=1&page_ret=0&seite=1&p_lfd_nr=35&p_news=&p_sprachkz=D&p_uid=gastg&p_aid=22157547&hlp_nr=2&p_janein=J (Abruf vom 10.01.2014)

[12] vgl. http://www.bpb.de/politik/innenpolitik/gesundheitspolitik/72646/strukturen-und-inanspruchnahme?p=all (10.01.2014)

## 3.3.2 Ambulante Versorgung

Der Landesverband Baden Württemberg ist Teil des Deutschen Hausärzteverbands. Mit über 30.000 Mitgliedern ist der Hausärzteverband der stärkste Berufsverband Deutschlands und Europas.[13]
Der Hausärzteverband Baden-Württemberg hat über 4.000 Hausärzte, MEDI über 6.500 Haus- und Fachärzte als Mitglieder.[14]
Die vertragsärztliche Versorgung ist nach §73 SGB V untergliedert in die hausärztliche und die fachärztliche Versorgung. Folgende Arztgruppen sind im hausärztlichen Bereich tätig: Praktische Ärzte, Fachärzte für Allgemeinmedizin, Fachärzte für Innere Medizin, die die Teilnahme an der hausärztlichen Versorgung gewählt haben und Fachärzte für Kinder- und Jugendmedizin.[15]

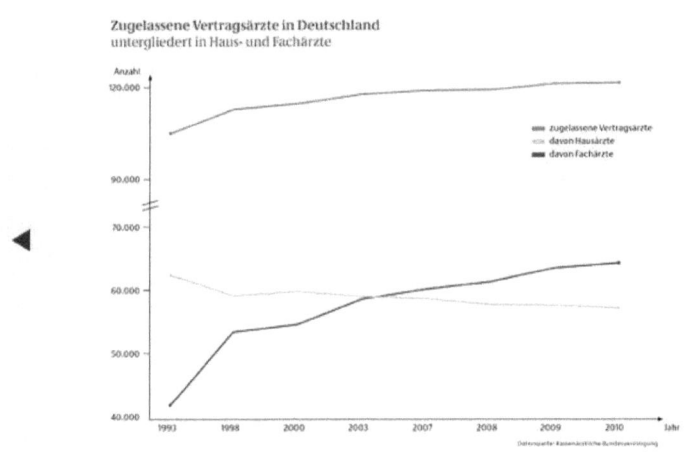

Bild 2 von 2: Zugelassene Vertragsärzte in Deutschland untergliedert in Haus-und Fachärzte.
Quelle: Kassenärztliche Bundesvereinigung

Abbildung 4: Zugelassene Vertragsärzte – untergliedert in Haus- und Fachärzte

---

[13] vgl. http://www.perspektive-hausarzt.de/index.php (Abruf vom 08.01.2014)
[14] vgl. http://www.hausaerzteverband.de/cms/uploads/media/2012-12-13_aok-bw_FAQs_hzv.pdf (Abruf 10.01.2014)
[15] vgl. §73 SGB V

## 3.4 Ursachen für Versorgungsunterschiede

In einer Region gibt es vielleicht zu wenige Fachärzte, in einer anderen zu vielen. Die Zusammenarbeit zwischen Praxen und Krankenhäusern läuft in einer Region gut, anderswo schlecht. Während hier ein Arzt vor der OP lieber abwartet, strebt woanders das Krankenhaus aus finanziellen Gründen eine hohe Anzahl von OPs an. Hier wie dort beziehen Ärzte ihre Patienten zu wenig in Entscheidungen ein.[16]

| Einfluss Faktoren auf regionale Unterschiede | |
|---|---|
| auf Seite des Anbieters | auf Seite des Patienten |
| Arztdichte | Bildungsstand |
| Qualifizierung | Einkommen |
| Vernetzung | Migrationshintergrund |
| unklare oder fehlende Leitlinien | Verhältnis zum Arzt |

Tabelle 2: eigene Darstellung – Einflussfaktoren auf regionale Unterschiede

Für den Morbiditätsatlas wurden die Daten von 8,5 Millionen Versicherten (individualisiert und vor allem pseudonymisiert) nach dem Wohnortprinzip verglichen. Der Vergleich erfolgt weiterhin auf Basis der normierten 80 Krankheiten des Morbi-Risikostrukturausgleich (z.B. Bluthochdruck, Diabetes, Depression,...). Die Identifikation erfolgte über ambulante/stationäre Diagnosen und Arzneimittelverordnungen.[17]
In Baden-Württemberg sieht es offenbar am glücklichsten aus. Die Altersstruktur beeinflusst die Krankheitshäufigkeit stark.[18]

## 4. Ansätze zur Reduzierung der Versorgungsunterschiede

### 4.1 Das GKV-Versorgungsstrukturgesetz von 2012

---

[16] vgl. https://faktencheck-gesundheit.de/fakten-zum-gesundheitswesen/regionale-unterschiede/?textzoom=ykhjlzahstd1%2525252525252525252525253D1 (09.01.2014)
[17] vgl. Reiher M., Honekamp W., 2012 S. 81
[18] vgl. Reiher M., Honekamp W., 2012 S. 82

Bereits im Vorblatt zum Gesetzentwurf der Bundesregierung zum GKV-VStG wird der gesetzgeberische Handlungsbedarf unter anderem mit der unterschiedlichen Versorgungssituation von Ballungsräumen und ländlichen Regionen begründet. So drohe „insbesondere in ländlichen Regionen ein Mangel an Hausärztinnen und Hausärzten aber auch an Fachärztinnen und Fachärzten". Deshalb zielten die im GKV-VStG vorgesehenen Maßnahmen – neben anderen Zielen – insbesondere darauf ab, „auch künftig eine flächendeckende wohnortnahe medizinische Versorgung zu sichern".[19]

4.2 Anreize für die Niederlassung von Ärzten

Zur Sicherstellung der flächendeckenden Versorgung wollen wir die Anreize zur Niederlassung in unterversorgten Gebieten weiter verbessern. Darum werden wir unnötige bürokratische Anforderungen abbauen und die Rahmenbedingungen für Zulassungen für Ärztinnen und Ärzte und Psychotherapeutinnen und Psychotherapeuten flexibilisieren. Die Möglichkeit zur Zulassung von Krankenhäusern zur ambulanten Versorgung in unterversorgten Gebieten wird verbessert.[20]

Der Gesetzgeber schafft zusätzliche Anreize, um mehr Ärzte aufs Land zu locken. So werden die Mediziner, die in unterversorgten Gebieten praktizieren, von der Mengenbegrenzung ausgenommen. Das heißt, sie erhalten für jeden Patienten, den sie versorgen, das gleiche Geld, ohne dass ihnen das Honorar ab einer bestimmten Leistungsmenge gekappt wird.[21]

4.3 Abbau der Überversorgung

Liegt die Anzahl der Ärzte für eine Fachrichtung bei über zehn Prozent über dem Richtwert, sind die Zulassungsausschüsse seit dem 1. Januar 2013 verpflichtet, bereits im Vorfeld eines Verfahrens zur Nachbesetzung eines frei werdenden

---

[19] vgl. Geradeats K., Wasem F. , 2012, S. 9
[20] vgl. https://www.cdu.de/sites/default/files/media/dokumente/koalitionsvertrag.pdf, S. 75
[21] vgl. http://www.aok-gesundheitspartner.de/bund/krankenhaus/gesetzgebung/index_06918.html (10.01.2014)

Vertragsarztsitzes zu prüfen, ob ein Nachbesetzungsverfahren überhaupt erfolgen soll. Dies gilt nicht, wenn sich ein Kind, Ehegatte oder Lebenspartner oder ein Vertragsarzt, mit dem die Praxis bisher gemeinschaftlich ausgeübt wurde, um die Praxisnachfolge bewerben.[22]
Die gesetzlichen Vorgaben zum Abbau von Überversorgung durch den Aufkauf von Arztsitzen werden von einer „Kann" in eine „Soll"-Regelung überführt.[23]

### 4.4 Weiterentwicklung der Bedarfsplanung

Die Weiterentwicklung der Bedarfsplanung durch das Versorgungsstrukturgesetz eröffnet auch einen größeren gesetzlichen Gestaltungsspielraum für die Bedarfsplanung, um regionalen Besonderheiten für eine bedarfsgerechte Versorgung berücksichtigen zu können. Hierzu kann von der Bedarfsplanungsrichtlinie des G-BA abgewichen werden. In Betracht kommen abweichende Abgrenzungen der Planungsbereiche oder abweichende Verhältniszahlen für den bedarfsgerechten Versorgungsgrad.[24] Damit soll das Problem der Über- und Unterversorgung gelöst werden.[25] Hausärzte werden zukünftig wohnortnah und flächendeckend in kleineren Räumen als bisher auf der Basis sogenannter Mittelbereiche (insgesamt 879) geplant. Diese Definition geht zurück auf das Bundesinstitut für Bau-, Stadt- und Raumforschung, welches Mittelbereiche für die Sicherstellung gleichwertiger Lebensbedingungen heranzieht. Mit der Planung der Hausärzte auf Mittelbereichsebene wurde ein wichtiger Schritt zu einer wohnortnahen und flächendeckenden Versorgung getan. Die Niederlassung von Hausärzte kann so stärker regional bzw. lokal gesteuert und Verteilungsungerechtigkeiten aufgrund der Attraktivität einzelner Standorte in einem Planungsbereich vermieden werden.[26]

---

[22] vgl. http://www.bmg.bund.de/glossarbegriffe/t-u/ueberversorgung-abbau-von.html (08.01.2014)
[23] vgl. https://www.cdu.de/sites/default/files/media/dokumente/koalitionsvertrag.pdf, S. 75
[24] vgl. Halbe B. 2012, S. 56
[25] vgl. http://www.aok-gesundheitspartner.de/bund/krankenhaus/gesetzgebung/index_06918.html (10.01.2014)
[26] vgl. http://www.gkv-spitzenverband.de/presse/themen/bedarfsplanung_1/thema_bedarfsplanung.jsp (10.01.2014)

## 5. Kritische Diskussion der Ergebnisse

So gut, wie der Unterversorgung auf dem Land (Ärztemangel) versucht wird, entgegen zu wirken, wird auf der anderen Seite mit dem Gesetz nicht entschlossen genug an der Überversorgung in der Stadt gearbeitet. Das Hauptproblem der Überversorgung besteht darin, dass finanzielle und medizinische Ressourcen gebunden werden und diese verpuffen, obwohl sie auf dem Land dringend nötig sind. So werden zwar neue Ärzte in ländliche Regionen gelockt, jedoch haben städtische Ärzte keinen Anreiz zur Umsiedelung.[27] An anderer Stelle wird der Bürokratieaufwand zunehmen. Es darf letztlich jedoch in Zweifel gezogen werden, dass durch dieses Gesetz eine Umverteilung der gestalt erfolgt, dass zukünftig weniger Vertragsärzte in den Ballungsgebieten tätig sind und eine Verlagerung zugunsten der Versorgung der Landbevölkerung erfolgt.[28]
Die Grundzüge des GKV-VStG werden von den meisten Experten lobend aufgenommen, so auch vom Spitzenverband der gesetzlichen Krankenversicherungen. Besonders die Regelungen zur Verbesserung der Versorgung auf dem Land wurden hier vom Verband erwähnt.[29]

## 6. Fazit und Ausblick

Die Politik hat erkannt, dass es einen Mangel an Ärzten und Psychotherapeuten gibt, und sie handelt auch danach. Dass sie nun ein ganzes Bündel von wichtigen Maßnahmen schnürt, dieser breite Ansatz zur Sicherung der ambulanten Versorgung insbesondere im ländlichen Raum, das ist für mich das Herausragende an dem Gesetz. [30] Umso mehr freuen wir uns, dass die Politik diese Realität wahrnimmt und versucht zu reagieren. Das zum Jahresbeginn 2012 in Kraft getretene Versorgungsstrukturgesetz trägt diesem Anspruch Rechnung. Hier werden überfällige und veraltete Strukturen neu geordnet. Dazu gehört etwa die Bedarfsplanung oder die Aufhebung der Residenzpflicht. Man erkannte, dass die

---

[27] vgl. http://www.pkv-vergleich.de/versorgungsstrukturgesetz-vstg-verabschiedet-235 (10.01.2014)
[28] vgl. http://www.pvs.de/fileadmin/Daten/aerztepost/aerztepost-2012-1-S29-32.pdf (09.01.2014)
[29] vgl. http://www.pkv-vergleich.de/versorgungsstrukturgesetz-vstg-verabschiedet-235 (10.01.2014)
[30] .vgl. http://www.kvberlin.de/20praxis/70themen/gkv_vsg/praxiswissen_vsg.pdf, S. 6 (09.01.2014)

Lösung von Versorgungsengpässen nur durch die Beteiligten vor Ort zu erreichen ist.[31]

Die globale Zielsetzung des Gesetzes, die Sicherung der medizinischen Versorgung unter den erschwerten Bedingungen des sich weiter verschärfenden Ärzte- und Fachkräftemangels im Gesundheitswesen, ist uneingeschränkt zu begrüßen. Das vorgesehene Instrumentarium geht im Wesentlichen in die richtige Richtung, allerdings nicht immer konsequent genug.[32]

Abschließend kann man sagen, dass das Versorgungsstrukturgesetz in die richtige Richtung geht. Jedoch sind noch weitere Anstrengungen und weitere Lösungsvorschläge in Zukunft nötig um die Versorgung der alternden Gesellschaft also der Patienten durch die ambulante Versorgung mit den Hausärzten und der stationären Versorgung durch Kliniken zu gewährleisten. Feststellen kann man, dass sich in einer Metropolregion wie Stuttgart einfacher die Versorgung sichern lässt als im ländlichen Raum.

---

[31] vgl. http://www.kvbawue.de/ueber-uns/historie/2005-heute/ (09.01.2014)
[32] vgl. http://www.dkgev.de/media/file/9786.DasKrankenhaus7-2011_Politik_GKV-VSG.pdf (09.01.2014)

## 7. Literatur- und Quellenverzeichnis

AOK-Bundesverband, URL: http://www.aok-bv.de/gesundheit/versorgungsbereiche/index_08331.html (29.12.2013)

AOK Gesundheitspartner, Versorgungsstrukturgesetz, URL: http://www.aok-gesundheitspartner.de/bund/krankenhaus/gesetzgebung/index_06918.html (10.01.2014)

Baden-Württemberg, Bevölkerung, URL: http://www.baden-wuerttemberg.de/de/unser-land/land-und-leute/bevoelkerung/ (10.01.2014)

Bundeszentrale für politische Bildung, Strukturen und Inanspruchnahme, URL: http://www.bpb.de/politik/innenpolitik/gesundheitspolitik/72646/strukturen-und-inanspruchnahme?p=all (10.01.2014

Bundesministerium für Gesundheit, Überversorgung, URL: http://www.bmg.bund.de/glossarbegriffe/t-u/ueberversorgung-abbau-von.html (08.01.2014)

Bundesministerium für Gesundheit, zugelassene Vertragsärzte in Deutschland, URL: http://www.bmg.bund.de/service/medien.html?tx_bmgmedia_pi1[content]=14254&tx_bmgmedia_pi1[controller]=Page&cHash=f586b047316bec834a3042aba19e069a (10.01.2014)

BWGK, In: Basisdaten des Gesundheitswesens vom 04.12.2013, Seite 6. URL: http://www.bwkg.de/index.php?eID=tx_nawsecuredl&u=0&file=uploads/media/23Basisdaten2013_02.pdf&t=1389289298&hash=c1bb2c6aca86a73d7629cdc411b50d1c304d57fd (08.01.2014)

CDU (Hrsg.) Koalitionsvertrag – 18. Legislaturperiode, Seite 75, URL: https://www.cdu.de/sites/default/files/media/dokumente/koalitionsvertrag.pdf (09.01.2014)

Deutsche Krankenhausgesellschaft (Hrsg.) Das GKV-Versorgungsstrukturgesetz, URL: http://www.dkgev.de/media/file/9786.DasKrankenhaus7-2011_Politik_GKV-VSG.pdf (09.01.2014)

Faktencheck-Gesundheit, Regionale Unterschiede, URL: https://faktencheck-gesundheit.de/fakten-zum-gesundheitswesen/regionale-unterschiede/?textzoom=ykhjlzahstd1%25252525252525252525252525253D1 (10.01.2014)

Gesundheitsberichterstattung des Bundes, Krankenhausstatistik Grunddaten, URL: http://www.gbe-bund.de/gbe10/ergebnisse.prc_tab?fid=8148&suchstring=&query_id=&sprache=D&f und_typ=DQM&methode=&vt=&verwandte=1&page_ret=0&seite=1&p_lfd_nr=35&p_news=&p_sprachkz=D&p_uid=gastg&p_aid=22157547&hlp_nr=2&p_janein=J (10.01.2014)

Gemeinsamer Bundesausschuss, Bedarfsplanungsrichtlinie, URL: http://www.g-ba.de/downloads/62-492-751/BPL-RL_2013-06-20.pdf (06.01.2014)

Geradeats, K., Wasem, F.: In: 2012 Krankenhausreport – Schwerpunkt Regionalität. Schattauer GmbH. 2011

Gesundheit + Gesellschaft, 29. Ausgabe1/11 URL: www.aok-bv.de/imperia/md/aokbv /.../gg/gg_0111_bedarfsplanung.pdf (28.12.2013)

GKV-Spitzenverband (Hrsg.) In: Bedarfsplanung ab 2013, URL: http://www.gkv-spitzenverband.de/presse/themen/bedarfsplanung_1/thema_bedarfsplanung.jsp (10.01.2014)

Halbe, B., Orlowski, Preusler, Schiller, Wasem.: In: Versorgungsstrukturgesetz (GKV-VStG) – Auswirkungen auf die Praxis. Medhochzwei Verlag. 2012

Hausärzteverband – Perspektive Hausarzt URL: http://www.perspektive-hausarzt.de/index.php (08.01.2014)

Hausärzteverband, Hausarzt zentrierte Versorgung, URL: http://www.hausaerzteverband.de/cms/uploads/media/2012-12-13_aok-bw_FAQs_hzv.pdf (10.01.2014)

Kassenärztliche Bundesvereinigung, KBV-Broschüre, Das Versorgungsstrukturgesetz, URL: http://www.kvberlin.de/20praxis/70themen/gkv_vsg/praxiswissen_vsg.pdf (09.01.2014)

Kassenärztliche Vereinigung Baden-Württemberg, Die Jahre 2005 bis heute, URL: http://www.kvbawue.de/ueber-uns/historie/2005-heute/ (09.01.2014)

Landesärztekammer Baden-Württemberg, Ärztestatistik URL: https://www.aerztekammer-bw.de/40presse/05aerztestatistik/ (08.01.2014)

PKV-Vergleich (Hrsg.) URL: http://www.pkv-vergleich.de/versorgungsstrukturgesetz-vstg-verabschiedet-235 (10.01.2014)

Reiher M., Honekamp W.: In: Die Zukunft der Gesundheitsversorgung im ländlichen Raum. LIT Verlag Dr. W. Hopf Berlin 2012

Schrappe M, Lüngen M, Lauterbach K.: In: Gesundheitsökonomie, Management und Evidence-based Medicine – Handbuch für Praxis, Politik und Studium, 3. Auflage. Schattauer 2009

Sozialgesetzbuch V, Paragraph 73, URL: http://www.sozialgesetzbuch-sgb.de/sgbv/73.html (08.01.2014)

Statistisches Landesamt Baden-Württemberg, Ärztliche Versorgung – Region Stuttgart, URL:http://www.statistik.baden-wuerttemberg.de/SRDB/Tabelle.asp?R=RV11&H=GesundhSozRecht&U=01&T=14043010 (08.01.2014)

Statistisches Landesamt Baden-Württemberg, Demografisches Profil Stuttgart Landeshauptstadt, URL: http://www.statistik-bw.de/BevoelkGebiet/Demografie-Spiegel/tabelle.asp?r=111000&c=3 (28.12.2013)

Statistisches Landesamt Baden-Württemberg, Einwohner in den Stadt- und Landkreisen Baden-Württembergs, URL: http://www.statistik-bw.de/Pressemitt/2013245.asp (06.01.2014)

Verband der Privatärztlichen Verrechnungsstellen e.V., Das Versorgungsstrukturgesetz In: Ärztepost. 1/2012, URL: http://www.pvs.de/fileadmin/Daten/aerztepost/aerztepost-2012-1-S29-32.pdf (09.01.2014)

Wittchen, H., Hoyer, J.: In: klinische Psychologie & Psychotherapie. 2. Auflage. Springer Verlag Berlin Heidelberg New York. 2011